肿瘤药物常见不良反应指导手册

蔡建强 ◎ 主 编

科学技术文献出版社
SCIENTIFIC AND TECHNICAL DOCUMENTATION PRESS
·北京·

图书在版编目（CIP）数据

肿瘤药物常见不良反应指导手册 / 蔡建强主编. —北京：科学技术文献出版社，2021.10

ISBN 978-7-5189-8397-1

Ⅰ.①肿… Ⅱ.①蔡… Ⅲ.①抗癌药—副反应—手册 Ⅳ.① R979.1-62

中国版本图书馆 CIP 数据核字（2021）第 192053 号

肿瘤药物常见不良反应指导手册

策划编辑：帅莎莎　　责任编辑：帅莎莎　　责任校对：张永霞　　责任出版：张志平

出　版　者	科学技术文献出版社	
地　　　址	北京市复兴路15号　　邮编　100038	
编　务　部	（010）58882938，58882087（传真）	
发　行　部	（010）58882868，58882870（传真）	
邮　购　部	（010）58882873	
官方网址	www.stdp.com.cn	
发　行　者	科学技术文献出版社发行　　全国各地新华书店经销	
印　刷　者	北京地大彩印有限公司	
版　　　次	2021 年 10 月第 1 版　2021 年 10 月第 1 次印刷	
开　　　本	880×1230　1/32	
字　　　数	28千	
印　　　张	3	
书　　　号	ISBN 978-7-5189-8397-1	
定　　　价	39.80元	

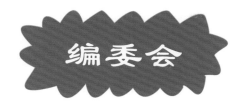

编委会

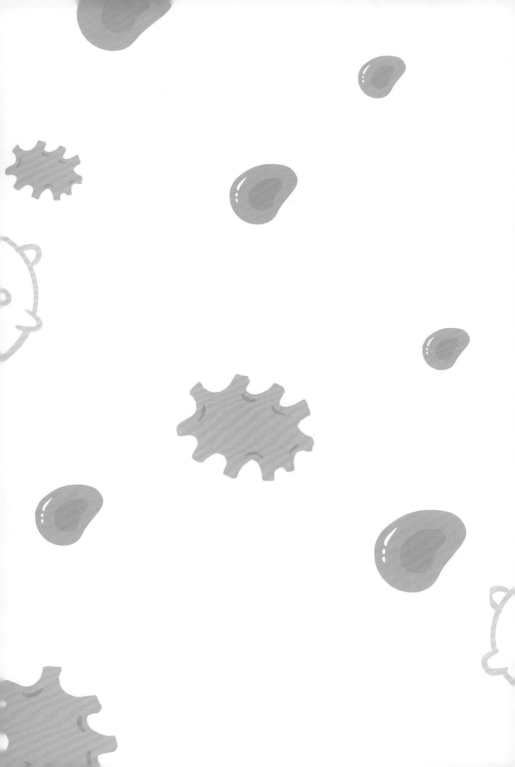

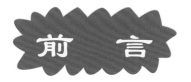

前言

在治疗肿瘤的过程中，因为药物作用会引起身体发生各种状况，这些不良反应常会影响患者的生活质量，甚至对治疗效果也会产生不利影响。

然而不良反应并不可怕，针对抗肿瘤药物引起的不良反应，我们可以采取包括预防用药、对症治疗、饮食调节、日常生活行为改善、用药后密切观察并定时检查等措施来进行积极应对。

那么常见的不良反应有哪些？该如何管理这些不良反应呢？

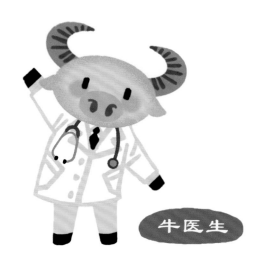

牛医生

本书中牛医生和小公鸡康康将带患友们一起探索肿瘤康复之路。

牛医生不仅技术牛，并且诚恳善良、充满希望，牛医生将带您了解部分常见不良反应的应对措施。

小公鸡康康是位肿瘤患者，它积极上进，像初升的太阳一样朝气蓬勃、始终充满活力，希望患友们带着美好的期许早日恢复健康。

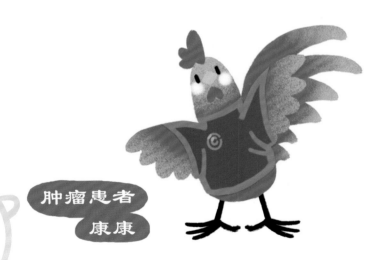

肿瘤患者
康康

目录

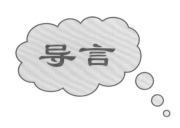

导言

本书针对肿瘤治疗相关不良反应的应对措施做了系统阐述。一方面可以作为医生的患教工具，搭建促进医患间有效沟通的桥梁；另一方面，也可以帮助患者和家属在一定程度上自主了解、把控并解决一些药物治疗带来的不良反应。

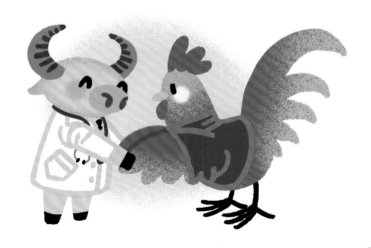

消化系统相关
不良反应

恶心、呕吐，严重吗？

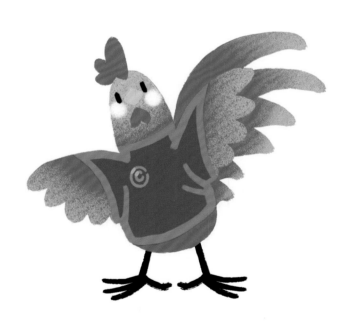

恶心、呕吐，严重吗？

恶心、呕吐是肿瘤药物治疗的常见不良反应，如果频繁发作将会严重影响患者治疗，甚至会导致营养不良、脱水、误吸等，所以不可忽视，但也不必紧张，大部分恶心、呕吐经过适当处理可以得到控制。

恶心、呕吐可相互伴随，也可独立发生。引起恶心、呕吐的原因是多样的，表现也因人而异。

有的患者在给药后数分钟至数小时即出现症状；有的患者则在治疗后发生，可持续数天；也有患者经历过难以控制的呕吐后，在下一次治疗开始之前就发生恶心、呕吐。

同样的治疗方案，部分患者可能没有或只有轻微的反应，但另一部分患者却须使用药物止吐，甚至还有患者在经过预防性或解救性止吐治疗后仍然存在呕吐。

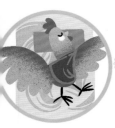

发生呕吐时采取侧卧位，注意将头偏向一侧以利于呕吐物的顺利排除，避免误吸导致呛住而引起窒息或肺部感染。

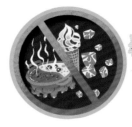

不吃冰冷或过热食物，偏酸的水果可缓解恶心。

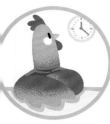

在治疗前后1~2小时避免进食，避免接触正在烹调或进食的人员，以减少刺激。呕吐频繁时，在4~8小时内禁止饮食，之后再缓慢进流质饮食。

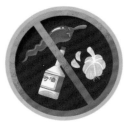

饮食原则：应少食多餐，选择易消化的食物，控制食量，避免食用辛辣刺激性食物。

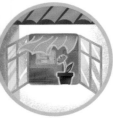

消除房间内的异味，如植物特殊气味、香水味等刺激性气味，保持房间内采光和通风良好。

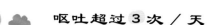

什么情况下需要咨询医生?

- 呕吐超过 3 次 / 天

- 呕吐物中有血或咖啡色物质

- 怀疑误吸入呕吐物

- 每天饮水或饮食不足

- 短时间内体重迅速下降

- 不能正常服药

- 变得虚弱、出现眩晕等

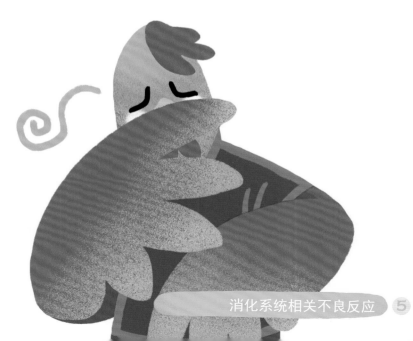

消化系统相关不良反应

注意记录恶心、呕吐发生的时间、次数，呕吐物的量和内容物。

可以与医生沟通，了解治疗方案致吐风险，有计划地在药物治疗前给予预防性的止吐药物。

医生会根据高危因素、化疗方案致吐风险及患者既往和现存疾病情况制定个体化的止吐方案。需要了解的是，止吐方案本身也会造成不良反应，常见的包括便秘、腹泻及失眠等，经对症处理后多可缓解。

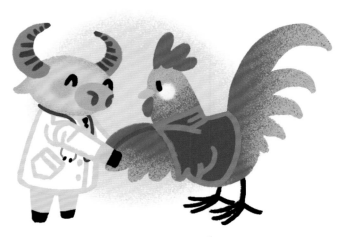

消化系统相关
不良反应

腹泻不是小事

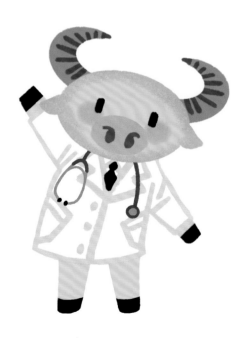

腹泻是抗肿瘤治疗过程中一种严重的不良反应，约有一半的患者经历过不同程度的腹泻。

腹泻时可以伴随其他不适症状，需要警惕出现脱水的情况。当发生脱水症状时，患者可能出现口渴、皮肤黏膜弹性变差，少数患者还会出现烦躁、嗜睡等精神状态改变。

因此，出现腹泻不能掉以轻心，需要尽早评估并采取后续的治疗。针对腹泻的治疗主要包括应用止泻药物、黏膜保护药物和抗菌药物。

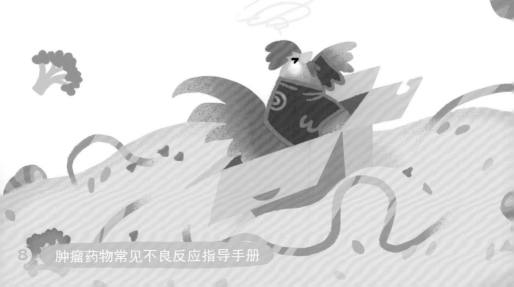

腹泻时应当避免的食物:全麦谷物类,包括全麦或粗粮面包、全麦谷物麦片、糙米或全麦面条;高纤维素饮食,适当限制水果、蔬菜的摄入量,特别是果皮,以及过热或过冷的饮品(尤其是葡萄柚汁)。

膳食中可以包括但应慎食的食物:牛奶和乳制品、含咖啡因的饮料、碳酸饮料、粥、油炸和油腻食物、辛辣食物。

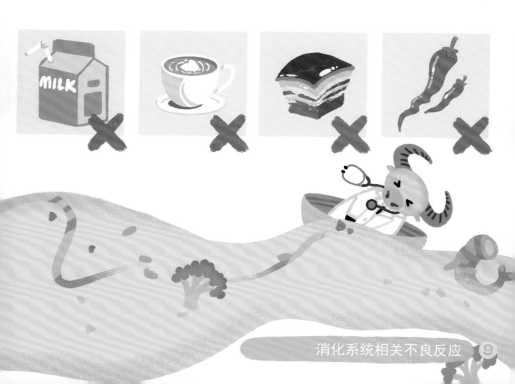

发生腹泻时注意补液支持，预防脱水，建议每天饮用 1~1.5 升等渗液体（如 5% 的葡萄糖注射液、0.9% 的氯化钠注射液等）。

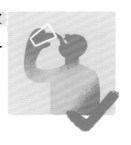

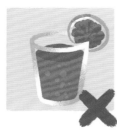

注意药物相互作用，例如，正在服用酪氨酸激酶抑制剂（TKI）类药物（如索拉非尼、仑伐替尼、瑞戈非尼、卡博替尼等）的患者，或与西柚汁同时服用。服药时详细查看说明书或咨询医生。

腹泻时注意保持肛周清洁。注意检查肛周皮肤是否有红肿破溃，可以在肛周局部使用霜剂，如维生素 AD 乳霜或凡士林，温水坐浴也许有利于缓解局部不适。

- 每天腹泻超过 7 次

- 影响个人生活活动

- 出现血性腹泻

- 出现大便失禁

- 短时间内体重迅速下降

- 连续 12 小时或更长时间无尿

- 超过 24 小时未进水

- 新出现腹痛或痉挛

- 腹部肿胀

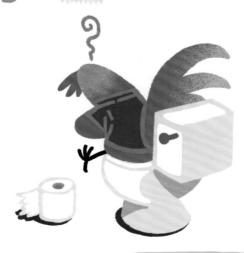

注意记录出现腹泻的时间及持续时间，观察排便的频率、大便性状变化（如稀水样便、有无便中带血等）情况。

　　就诊时告诉医生曾经是否有胃肠道基础疾病和近期排便情况，是否有不当饮食，是否有发热等感染症状，以帮助医生排除其他胃肠道疾病。

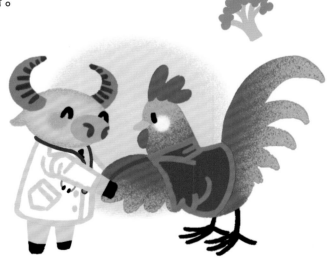

皮肤黏膜及皮肤附属器相关不良反应

口腔黏膜炎多久能好？

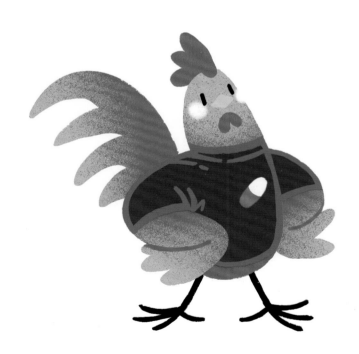

口腔黏膜炎多久能好？

　　口腔黏膜炎是在抗肿瘤治疗过程中需要特别关注的不良反应。常规化疗后，口腔黏膜炎的发生率约为 40%；大剂量化疗或持续化疗，口腔黏膜炎的发生率可高达 76%；若联合放疗，约有 90% 以上的患者出现口腔黏膜炎。

　　一般在患者化疗开始后的 4~5 天，逐渐产生口腔内红色斑块；化疗开始后的 7~10 天，口腔溃疡开始出现，在数量上逐渐增多，在面积上逐渐增大。对酸性刺激敏感为早期表现，有龋齿和牙周病者症状多较严重。

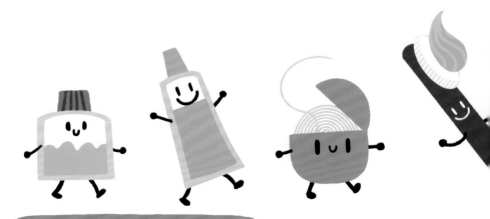

口腔黏膜炎多久能好？

　　口腔黏膜炎的发展过程可因治疗药物、给药剂量、患者个体情况而有所不同。口腔溃疡的治愈大概需要 2~4 周。如果不及时治疗口腔黏膜炎，可能会因为疼痛而导致进食受影响，从而影响患者对治疗计划的依从性。此外，由于口腔黏膜屏障破坏，感染的风险也因此增加。

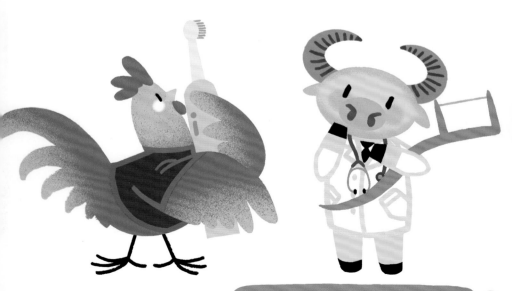

出现口腔溃疡该怎么处理？

口腔黏膜炎重在预防，洁净的口腔环境可有效减少因黏膜损伤引起的感染机会。所有的口腔感染病灶必须在开始化疗前给予对症处理。每日晨起、三餐后及睡前漱口。可以选择具有广谱抗感染或消毒作用的漱口液，如氯己定、聚维酮碘漱口液等。在化疗过程中，谨慎使用含有酒精或其他容易过敏成分的漱口水，可使用生理盐水常规漱口。

局部冰敷疗法对于短期化疗引起的口腔黏膜炎是有效的。在治疗前、治疗期间和治疗后6小时分别含冰棒或冰水30分钟，能促使口腔黏膜血管收缩，减缓血液流速，从而达到预防口腔黏膜炎的效果。

在医生指导下，可通过药物干预，如氨磷汀、生长因子、地塞米松等，在一定程度上可以有效缓解口腔黏膜炎。此外，蒙脱石散、维生素E胶囊或维生素C直接涂于溃疡面，也可以促进创面愈合。苄达明（非甾体抗炎药）具有一定的局部麻醉和镇痛作用，用其漱口可以减轻疼痛等症状。

营养不良会导致或加重口腔黏膜病变，因此必须重视和改善患者的全身营养状况，给予相应的营养支持。及时给予蛋白质、维生素E及锌制剂，有助于肿瘤患者口腔黏膜炎的预防与治疗。

- 注意每天观察口腔内有无黏膜破溃、出血、水泡、肿胀等现象

- 如果因为疼痛而影响正常服药，不能进食、饮水或出现发热，请及时咨询医生

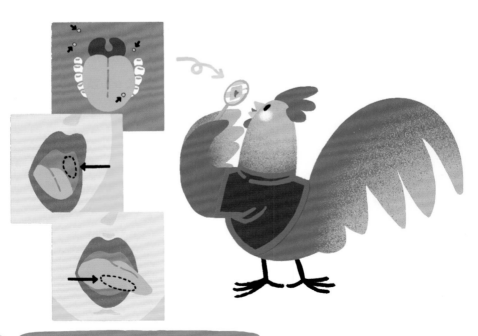

皮肤黏膜及皮肤附属器相关不良反应

总感觉皮肤痒是怎么回事？

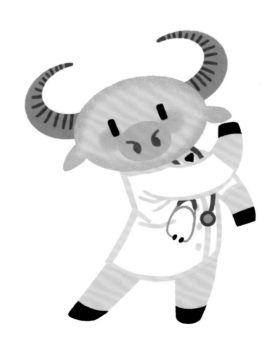

化疗药物有时可导致皮疹，停药后大多能消失，以博来霉素、苯丁酸氮芥、多西他赛、柔红霉素、去甲柔红霉素、羟基脲、洛莫司汀、放线菌素 D、环磷酰胺、氟尿嘧啶、吉西他滨等较常见。靶向药物中，抗表皮生长因子（EGFR）单抗及 EGFR-TKI 引起皮疹的可能性较其他靶向药物高。

皮疹通常集中在脂溢性部位，因此常见发生在面部、头皮、上胸部和背部；在严重情况下，身体下部、臀部和四肢也可能受到影响。瘙痒可以与皮疹同时存在，也可以出现在皮肤外观正常的患者中。皮疹症状的持续时间和严重程度取决于药物的剂量，即使继续治疗，症状也可能自我缓解。

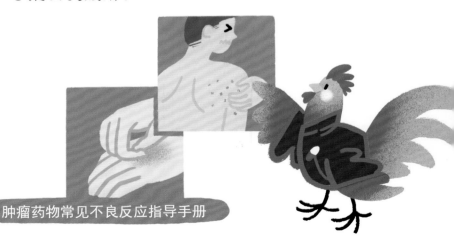

出现皮疹该怎么处理？

注意皮肤清洁，同时保持皮肤湿润和防晒，避免使用含有异丙醇、香水或薄荷醇等刺激物的乳液。

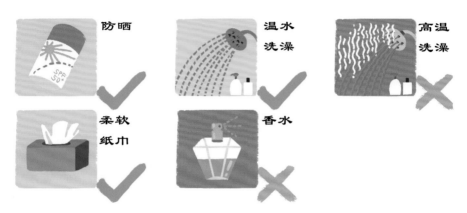

避免患处皮肤受压、摩擦。为防止夜间无意识地搔抓皮肤，应指导患者勤修剪指甲，建议入睡前戴上全棉、柔软、稍宽松的手套。男性患者建议使用电动剃须刀代替普通剃须刀修面，以防刮伤皮肤。

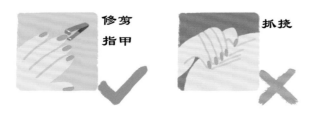

如果出现全身大面积皮疹且破损的患者应加强消毒隔离，防止继发感染。

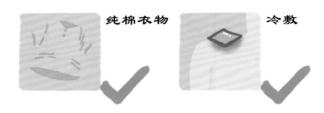

纯棉衣物 ✓　　　冷敷 ✓

目前针对皮疹没有标准的治疗方法，可能有效的药物有激素类软膏、局部免疫调节剂等，如果瘙痒难忍，可在医生指导下酌情使用抗组胺药，如马来酸氯苯那敏、苯海拉明等，有助于缓解夜间瘙痒症状。

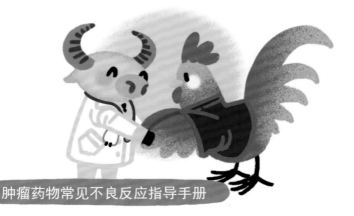

- 大多数情况下，皮疹在 2 周内可有改善

- 如果出现以下情况请咨询医生

  - 持续时间超过 2 周

  - 无法忍受痛苦

  - 局部出现水泡、瘀点、瘀斑、紫癜

  - 与皮疹不相关的皮肤损害

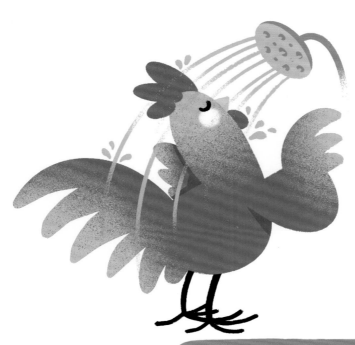

皮肤黏膜及皮肤附属器相关不良反应

手足综合征是什么？

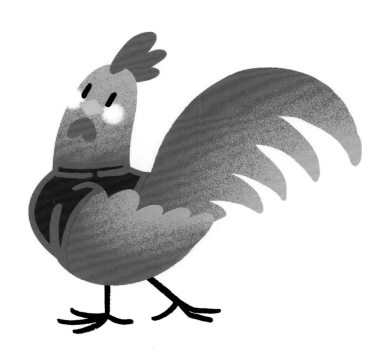

手足综合征是什么？

手足综合征是一种局部皮肤反应，它的发生与药物的累积剂量有关。化疗药物主要见于卡培他滨、脂质体多柔比星、博来霉素、阿糖胞苷及多西他赛，靶向药物主要见于舒尼替尼、索拉非尼、阿帕替尼、安罗替尼、呋喹替尼等。

早期症状表现为手足掌、趾面出现红斑、显著不适、肿胀或麻刺感等，严重可起泡甚至进展至溃疡；深肤色患者可能伴色素沉着及皮肤增厚。手足综合征最易出现在手掌和足底，其他部位如腋下、腹股沟、腰、膝盖内侧、肘后侧、手腕弯折前侧等也可能发生。

手足综合征是什么？

　　手足综合征可在医生指导下通过抗肿瘤药物剂量调整、使用止汗剂、使用氨磷汀或激素等药物干预方式进行有效控制。

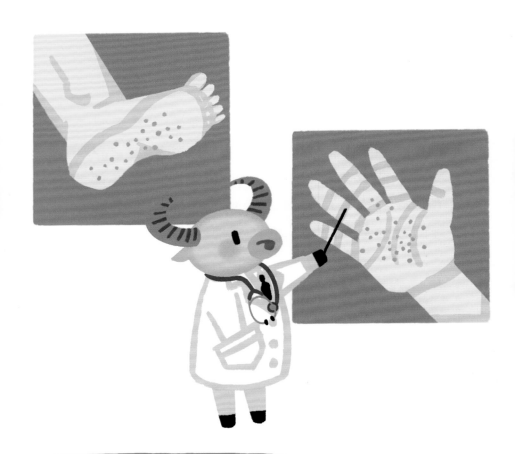

手足综合征该怎么处理？

可通过以下措施进行预防：

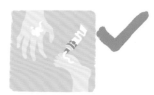

经常在手足部位使用保湿软膏

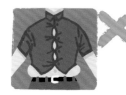

避免穿过紧、刺激或不紧身的衣物和袜子

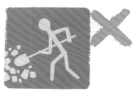

避免从事机械的、有压力的体力工作等

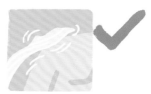

用毛巾轻拍使皮肤干燥（不要揉搓）

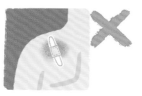

避免使用创可贴或其他类型的黏性绷带

避免皮肤刺激（如香水、酒精、强力清洁剂）

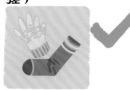

睡觉时穿戴棉布袜子或手套以增强软膏的吸收

避免重复性活动或长期保持单一姿势

避免承受极端的温度、压力、摩擦或强光照射

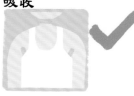

尽可能减少皮肤覆盖以减少排汗

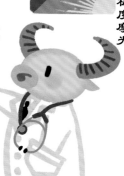

皮肤黏膜及皮肤附属器相关不良反应

27

手足综合征该怎么处理？

局部冰敷能够引起血管收缩，从而限制循环药物到达四肢末梢，减少药物在手掌、脚掌等部位的蓄积，从而降低手足综合征的发生率和严重程度。

使用止汗剂可在一定程度上减少药物在这些部位的蓄积，从而减少手足综合征的发生。使用止汗剂的前5分钟避免洗手、洗澡，以保证止汗剂渗透进皮肤。

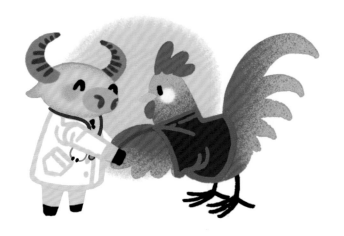

肿瘤药物常见不良反应指导手册

什么情况下需要咨询医生？

- 如果症状持续时间超过 2 周
- 无改善或反应恶化

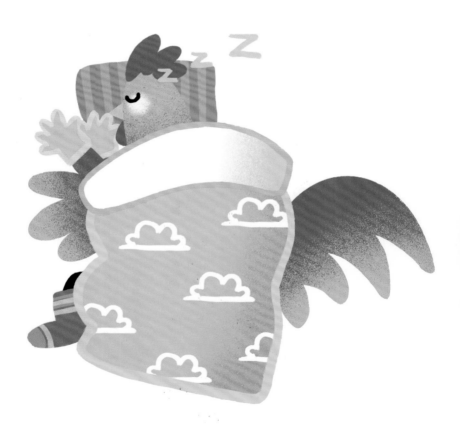

皮肤黏膜及皮肤附属器相关不良反应

易被忽视的甲沟炎

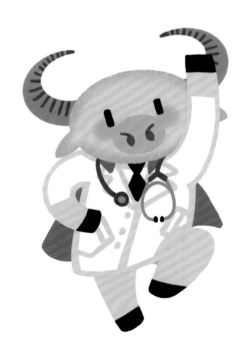

易被忽视的甲沟炎

甲沟炎是手部指甲或脚部趾甲边缘感染，开始出现红肿、疼痛，之后两侧甲沟逐渐有发炎、溃疡等症状，使甲板内嵌，造成活动不便，严重时甚至会引起甲沟脓肿。

完整的人体防御系统，如皮肤和免疫系统，可以抵挡来自空气、水等周围生活环境中的细菌和微生物。但是人体防御系统如果被破坏，造成皮肤破损或免疫力下降，附着在甲沟上的细菌很容易引起感染。所以接受全身抗肿瘤治疗的患者常会出现指甲或趾甲的变化，导致疼痛和功能受损。通过日常行为可以有效预防甲沟炎的发生，避免中断抗肿瘤治疗。

易被忽视的甲沟炎

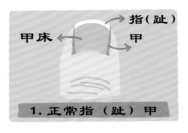

1. 正常指（趾）甲

指（趾）
甲床
甲

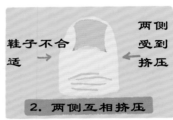

2. 两侧互相挤压

两侧受到挤压
鞋子不合适

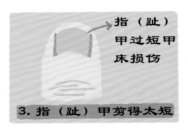

3. 指（趾）甲剪得太短

指（趾）甲过短甲床损伤

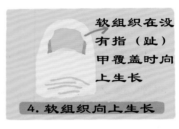

4. 软组织向上生长

软组织在没有指（趾）甲覆盖时向上生长

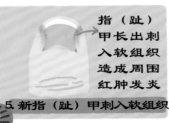

5. 新指（趾）甲刺入软组织

指（趾）甲长出刺入软组织造成周围红肿发炎

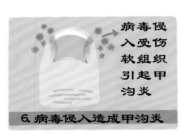

6. 病毒侵入造成甲沟炎

病毒侵入受伤软组织引起甲沟炎

出现甲沟炎该怎么处理？

可通过以下措施进行预防：

 穿舒适的棉袜

 保持手部和足部的皮肤干燥

 避免反复摩擦和创伤或过大压力

 穿合适的鞋子

 在指（趾）甲周围每天涂抹局部润肤剂

 避免咬指甲

 清洁时戴手套

 避免将手和脚浸泡在肥皂水中

 避免将指（趾）甲剪得太短

日常指（趾）甲的修理方法：

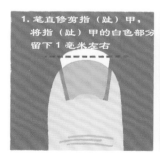

1. 笔直修剪指（趾）甲，将指（趾）甲的白色部分留下1毫米左右

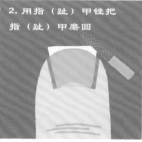

2. 用指（趾）甲锉把指（趾）甲磨圆

3. 注意不要磨得过深

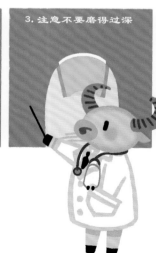

什么情况下需要咨询医生？

✿ 如果持续时间超过 2 周

✿ 无改善或病情恶化，请及时联系医生

✿ 可在医生指导下局部用 2% 聚维酮碘、局部用皮质类固醇或联合局部用抗生素进行保守治疗

✿ 对于难以忍受的水肿、疼痛、脓性排出物或甲盖分离，建议采用手术治疗

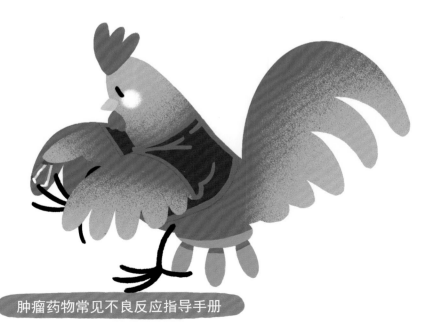

内分泌系统相关不良反应

内分泌系统相关不良反应有哪些?

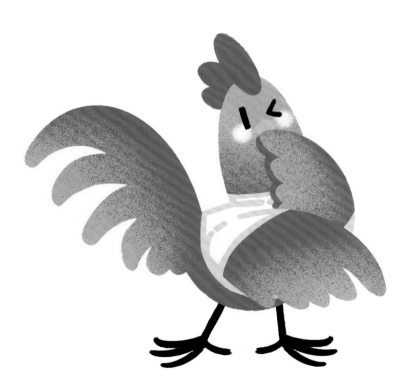

内分泌系统
相关不良反应有哪些？

　　免疫检查点抑制剂是目前最受瞩目的肿瘤治疗药物之一，通过调控自身免疫反应达到杀伤肿瘤细胞的目的，已经在多种肿瘤中应用。但与此同时，过度活化的免疫细胞也可能导致机体产生免疫相关不良反应，其中内分泌不良反应最为常见，主要包括甲状腺、垂体等内分泌腺体引起的内分泌功能紊乱。

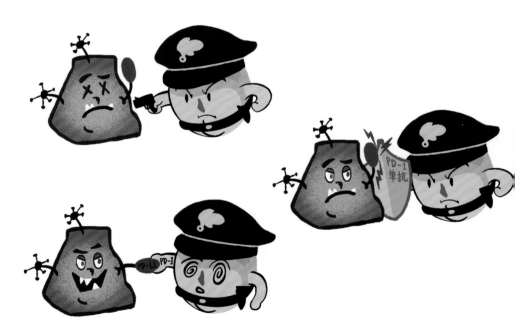

内分泌系统
相关不良反应有哪些？

内分泌系统相关不良反应的首发症状不典型，通常在用药后的几周至几个月内发生。如果可以早期发现并及时处理，大部分不良反应是轻微且可逆的。

免疫治疗期间，如果出现疲劳、体重增加、易感冒、便秘时，应怀疑发生甲状腺功能减退。

甲状腺炎常见体重减轻、怕热、出汗、心悸、手颤和腹泻等症状。

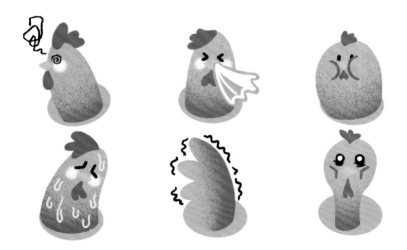

如何应对内分泌系统相关不良反应?

垂体并发症表现为头痛、乏力、恶心、虚弱和厌食、低血压、女性闭经、男性性欲减退等。

对于症状较多的患者,应怀疑存在垂体并发症。

患者很难判断自己是否出现内分泌系统相关不良反应,建议在应用免疫检查点抑制剂治疗2周后,出现无法解释的乏力、体重增加、畏寒、抑郁或心悸、出汗、进食和排便次数增加、体重减轻等症状,需要警惕内分泌系统不良反应的可能。

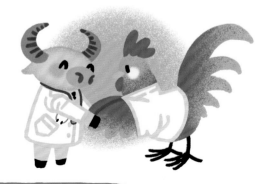

* 出现甲状腺功能减退或亢进及垂体并发症的症状，或体力活动受到限制时，应向医生反馈

* 进行相关检查以明确是否开始激素替代治疗及继续行肿瘤免疫治疗

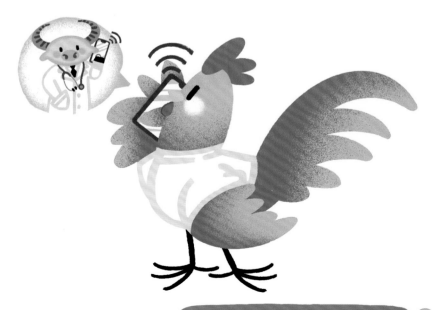

造血系统相关
不良反应

体检报告显示
"白细胞低"
是怎么回事？

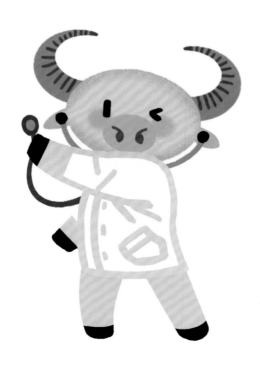

　　白细胞或中性粒细胞偏低提示免疫功能低下，感染的风险随之增加，所以在化疗期间，如果白细胞或中性粒细胞数值低于一定程度，医生将降低药物剂量甚至中止治疗，极大影响预期疗效。

　　白细胞或中性粒细胞减少的症状不易察觉，部分患者可能会有疲乏、无力、头晕、食欲减退等症状，而一旦出现感染，则表现为发热、寒战等。

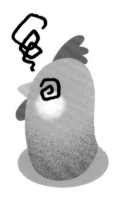
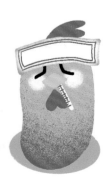
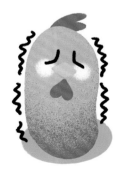

通过血常规检查可以准确了解白细胞或中性粒细胞水平。

成年人化疗后，若白细胞低于 $4.0 \times 10^9/L$ 称为白细胞减少症。

若中性粒细胞绝对值低于 $2.0 \times 10^9/L$ 称为中性粒细胞减少症。

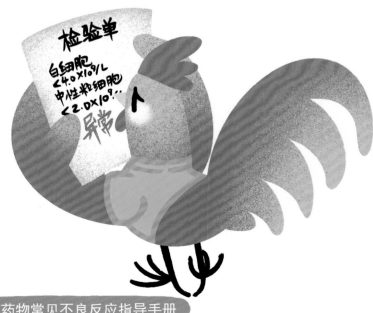

出现"白细胞低"
该怎么处理?

在化疗期间每周复查 1~2 次血常规，检测白细胞与中性粒细胞水平，如出现白细胞或中性粒细胞减少时增加检查次数，直至恢复正常。

在化疗后 7~14 天自行进行体温监测，并留意其他提示感染的症状和体征。

关于预防白细胞或中性粒细胞减少的发生，患者能做的可能很少，但是可以通过一些方式降低感染的风险。

- 注意室内通风
- 勤洗手
- 外出时佩戴口罩
- 尽量避免到人员密集的地方
- 避免接触咳嗽或者发热等有感染风险的人

出现"白细胞低"
该怎么处理？

不要与他人共用食物、杯子、餐具或其他日用品

保持口腔卫生和皮肤清洁

避免造成皮肤破损

肉和蛋要煮熟食用

认真清洗水果和蔬菜

接种流感疫苗

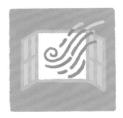
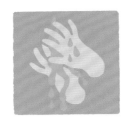
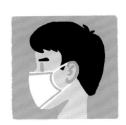
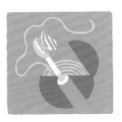
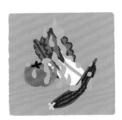
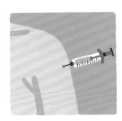

当白细胞低于 $4.0 \times 10^9/L$ 时，或中性粒细胞绝对值低于 $2.0 \times 10^9/L$ 时，一旦出现发热时需及时联系医生

接受高风险化疗方案的患者可以进行预防性升白细胞治疗，如重组人粒细胞集落刺激因子（G-CSF），具体治疗需根据患者自身的实际情况由医生决定

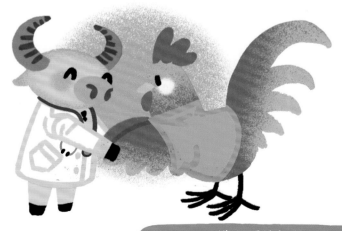

造血系统相关
不良反应

"血红蛋白减少症"
就是贫血吗?

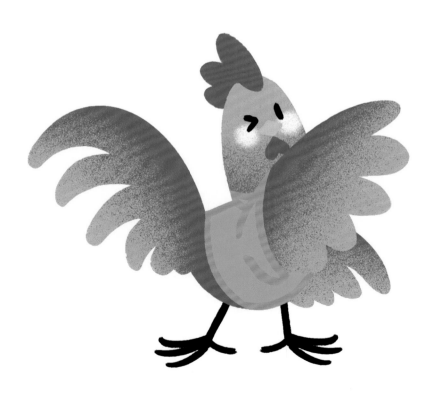

血红蛋白减少症的出现在临床中非常普遍，其中消化道肿瘤贫血发生率最高，手术失血、营养障碍或晚期消耗状态均可导致不同程度的贫血。

由于血红蛋白水平在健康人群之间差异较大，故难以确定通用的正常值。美国国家综合癌症网络（NCCN）专家组建议肿瘤患者在血红蛋白水平≤110 g/L 时进行贫血评估。

贫血几乎可影响到全身各个脏器，引起不同症状。可能出现的症状包括晕厥、头痛、眩晕、胸痛、工作和日常活动乏力，明显的皮肤、黏膜苍白，以及女性患者月经异常。

在化疗开始前应了解基线水平，评估贫血风险，排除营养不良，必要时补充叶酸和维生素 B_{12}。

治疗期间应定期监测血常规，对于发生血红蛋白水平下降的患者，应根据贫血程度完善检测。

饮食选择富含蛋白、维生素及铁的食物，并根据治疗需要保证每天的热量供给。

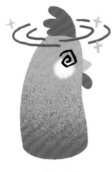

头 晕

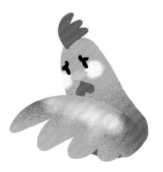

皮肤苍白

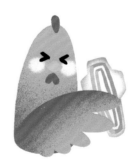

月经异常

- 血红蛋白水平 ≤ 80 g/L

- 有胸痛症状

- 在休息时出现呼吸急促

- 出现神志不清或难以集中注意力

- 卧床超过 24 小时

- 排泄物中发现血

- 发现深棕色或鲜红色的呕吐物

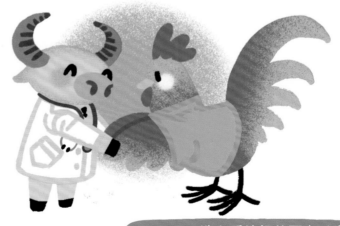

肿瘤或化疗可能会引起**功能性缺铁**(铁蛋白水平 $\leq$ 500 μg／L,且转铁蛋白饱和度＜50%),可通过口服和肠外补充铁剂治疗。

医生评估后可使用促进红细胞增生的药物、维生素和叶酸等加快贫血的纠正。

输血只能暂时纠正贫血,且增加输血反应、病毒感染等风险,故除了重度贫血或急性失血,一般不推荐。

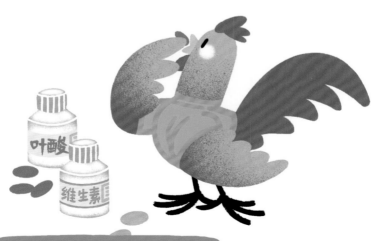

造血系统相关
不良反应

"血小板减少"，
严重吗？

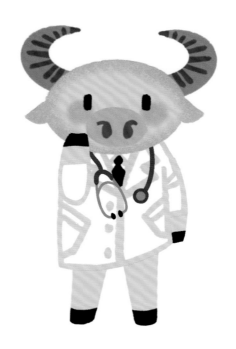

"血小板减少"，严重吗？

血小板减少症是最常见的化疗相关不良反应之一，可增加出血风险。尤其是肝癌患者，常因门脉高压合并脾大导致脾功能亢进，在治疗前就存在不同程度的血小板减少。

通常在化疗1周后血小板计数开始下降，若血小板计数低于 $100 \times 10^9/L$ 即为血小板减少症。

可能会出现皮肤瘀点、红斑或鼻出血、血尿、黑便、女性月经量较前增多或非月经期阴道出血等出血倾向。

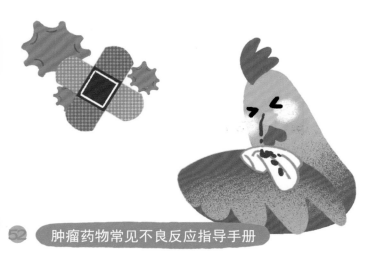

肿瘤药物常见不良反应指导手册

容易发生出血的患者有：

- 化疗前血小板计数 < $75×10^9/L$

- 既往有出血史，如消化道溃疡出血、脑出血等，现阶段有手术切口未愈合等

- 既往接受过放疗

- 导致血小板减少的常见化疗方案包括含吉西他滨、铂类、蒽环类和紫杉类药物的方案

- 一些分子靶向药物即使不与化疗药物联用也会导致一定程度的血小板减少，如阿帕替尼、伊马替尼、舒尼替尼、利妥昔单抗和西妥昔单抗等

- 合并使用其他可能导致血小板减少的药物，如肝素、抗生素等

化疗期间每周复查 1~2 次血常规，监测血小板计数，出现血小板减少时增加检查次数，直至恢复正常。

生活中注意避免出血意外的发生，密切注意出血倾向。

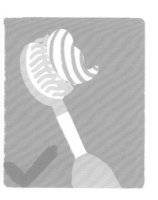

使用
软毛牙刷

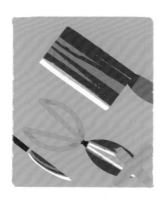

远离
尖锐的物体

不要用力
擤鼻子

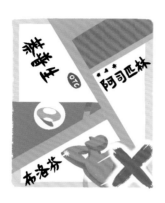

除非医生建议，否则避免使用非甾体类抗炎药，如阿司匹林、萘普生、布洛芬等

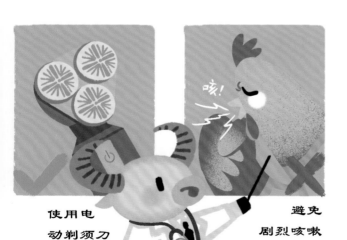

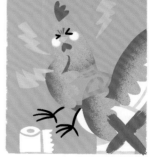

使用电动剃须刀代替手动剃须刀

避免剧烈咳嗽

避免用力排便，如有便秘需与医生确认后再使用缓泻剂

◎ 当血小板计数＜ $50 \times 10^9/L$ 或发生出血时，需要咨询医生

◎ 绝大多数血小板减少可以在医生指导下通过对抗肿瘤治疗药物进行暂停或减量及停药处理后恢复，必要时给予针对性的检查，如骨髓穿刺、血小板生成素（TPO）抗体和血小板抗体检测等，明确可能的病因后给予对症处理

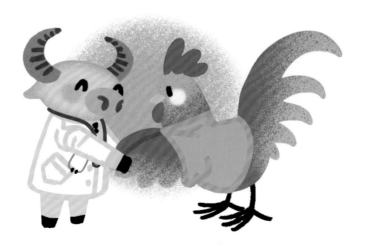

其他常见不良反应

药物性肝损伤
可以自愈吗？

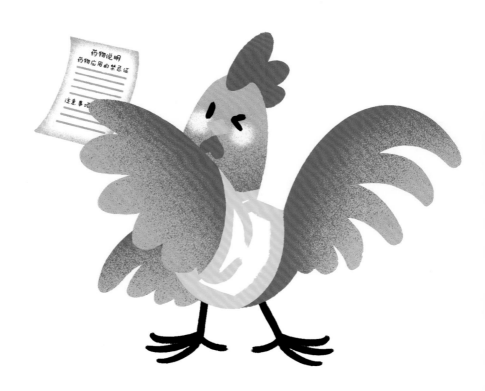

抗肿瘤药物大多经肝肾代谢，因此肝脏毒副作用较常见。一般而言，肝细胞损伤，尤其是给药后短期内出现的转氨酶升高，多属一过性，停药后是可以恢复的。

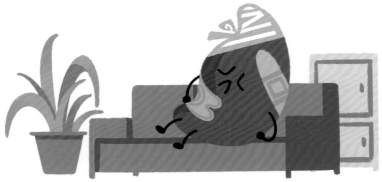

肝损伤的临床表现通常无特异性，部分患者可能出现乏力、食欲减退、厌油、肝区胀痛及上腹不适等症状。

淤胆明显者可有全身皮肤黄染、大便颜色变浅和瘙痒等。

少数患者可有发热、皮疹、关节酸痛等表现。

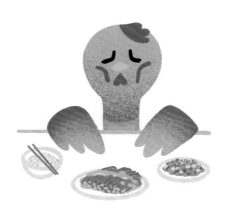

食欲减退

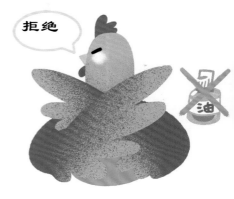

厌油

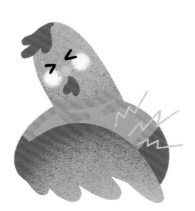

肝区胀痛

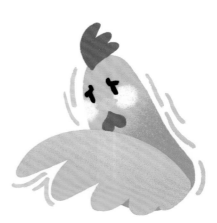

全身皮肤黄染

认真阅读药物说明书，了解药物肝毒性的整体情况，了解药物应用的禁忌证和注意事项。

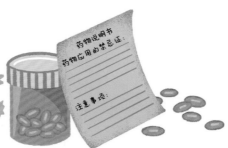

用药后定期进行肝功能相关指标的检测。临床上常用的检测肝脏功能的指标包括血清谷丙转氨酶、谷草转氨酶、碱性磷酸酶、胆红素、白蛋白和凝血功能等，这些指标从不同方面反映了肝脏的活性，定期筛查这些实验室指标有助于早期发现潜在的肝损伤。

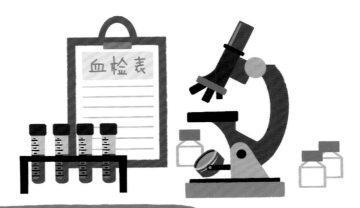

对于转氨酶持续维持在正常范围 2.5~5 倍的患者，应联系医生完善相关检查明确病因。

若转氨酶持续升高，须由医生仔细评估后予减药或停药及保肝治疗。

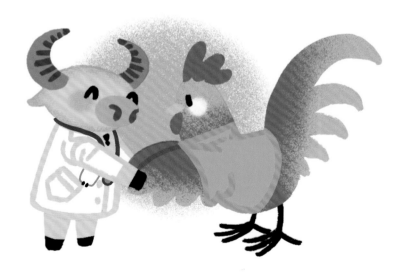

其他常见不良反应

药物性肾损伤
有哪些征兆？

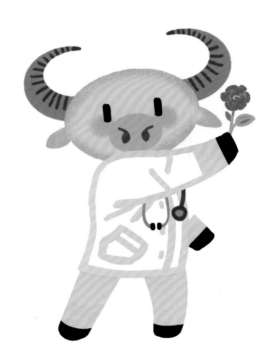

药物性肾损伤有哪些征兆？

在肿瘤诊治过程中使用多种检查方法和治疗药物均会引起肾损伤，可能伴随肿瘤诊治全程。肿瘤相关性急性肾损伤发生率最高的为消化系统肿瘤，其中肝癌患者急性肾损伤发生率为 33%。

大多数诊断明确的患者如及时干预，肾功能多数可部分甚至完全恢复，同时病情复发的情况少。

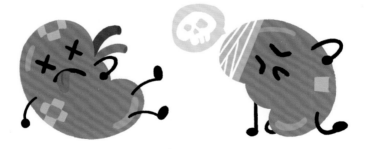

肾损伤常表现为尿量减少、蛋白尿、血肌酐升高、血尿等。检验结果中，尿常规及沉渣、24 小时尿蛋白和血清肌酐是重要指标。

医生会根据检查结果做出合理的临床决策。

　　无明显症状的肾损伤隐匿发生时，要善于发现细节，如有腰酸等不适时，应注意监测电解质、尿常规、肾功能指标等，及早发现肾脏损伤。

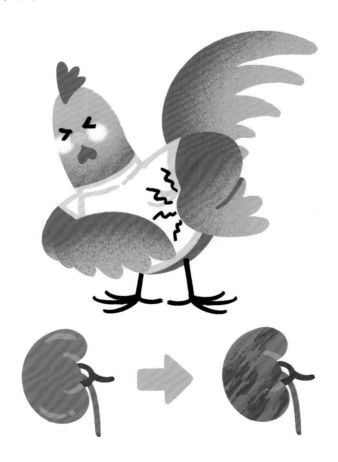

　　用药期间监测尿蛋白定性和定量结果及血清肌酐的变化。

　　用药期间出现蛋白尿的患者，在终止抗血管药物治疗后仍应至少每 **3** 个月检测一次 **24** 小时尿蛋白，直至 **24** 小时尿蛋白 ＜ **1** g。

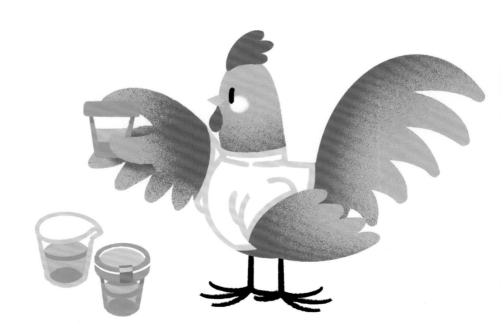

对于尿蛋白结果为（++）的患者，若24小时尿蛋白＞2 g，需联系医生评估和调整治疗方案。

平时注意多饮水，可采取多次少量饮水的办法。尽可能去除加重肾损伤的各种危险因素，如感染、发热、低蛋白血症等，为肿瘤的后续治疗创造条件。

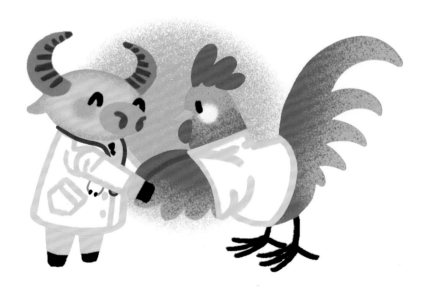

其他常见不良反应

出现胸闷，
应该注意什么？

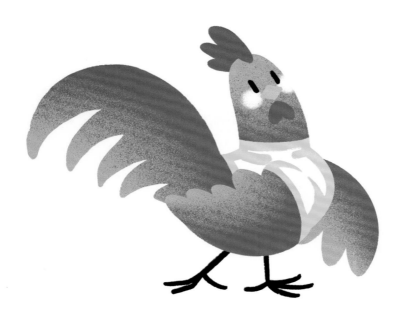

　　尽管肿瘤治疗药物发生心血管毒性的概率比较低，但一旦发生则病程凶险，应时刻提高警惕，早期发现心脏异常。

　　心血管毒性包括心肌炎、心包炎、心律失常、心肌病和心室功能损害等。

　　可能出现的典型症状包括呼吸困难、胸痛、心悸、双下肢水肿等，在首次使用免疫检查点抑制剂后数月内最为常见，但也可能表现为乏力、虚弱、肌痛、晕厥等。

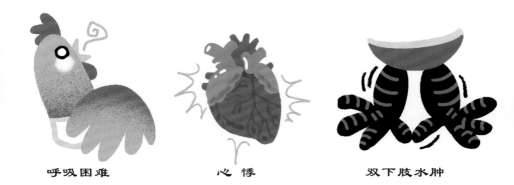

呼吸困难　　　　　心　悸　　　　　双下肢水肿

什么时候应该提高警惕？

有以下情况的患者需警惕心血管毒性的发生，严密观察有无出现心悸、气促、乏力等表现。

🫁 两种免疫检查点抑制剂联合治疗

🫁 既往有糖尿病、心力衰竭、急性冠脉

综合征病史

🫁 年龄 > 80 岁

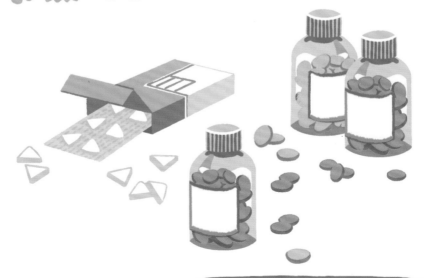

    对存在心肌损伤的患者，需监测心电图和心脏生物标志物至少每周一次，直至恢复至基线水平或无新出现的心电图或影像学异常。

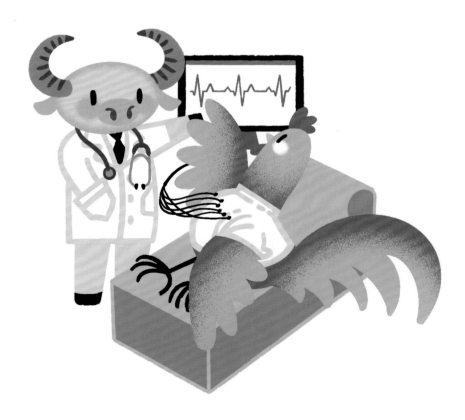

　　无法用其他原因解释的呼吸困难、胸痛、心悸、双下肢水肿等。

　　与基线比较，心肌损伤标志物明显异常，如MB、CK、CK-MB、乳酸脱氢酶、天门冬氨酸氨基转移酶、心肌肌钙蛋白、利钠肽升高等。

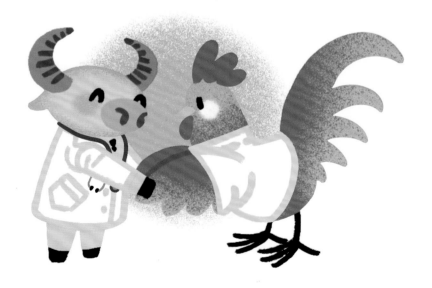

其他常见不良反应

血压高，
需要去医院吗？

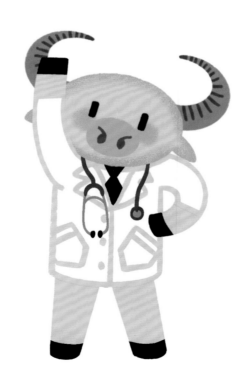

高血压是抗血管生成靶向药物治疗期间最常见的不良反应之一，不同靶向药物治疗过程中发生高血压的时间和程度不同，多发生在治疗1周以后。

典型症状包括头痛、头晕、恶心、呕吐、耳鸣、乏力、心悸等表现。

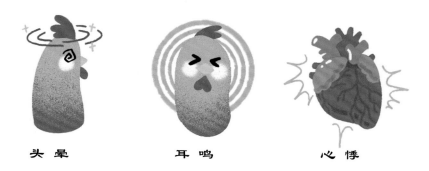

头 晕   耳 鸣   心 悸

抗血管生成靶向药物相关性高血压一旦出现，其早期干预尤为重要，可以有效避免发生高血压危象及心、脑、肾等靶器官功能损害等严重并发症，提高抗血管生成靶向药物治疗的安全性和患者的依从性。

加强运动、控制体重，根据自己的情况安排活动。

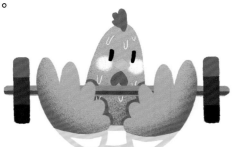

每日午睡时间不要超过 30 分钟，避免影响夜间睡眠质量，进而由于睡眠质量不佳引起血压升高。

限制饮酒，减少钠盐的摄入，并制订合理的饮食计划。

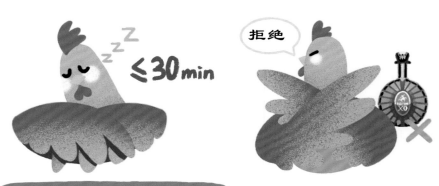

拒绝

≤30min

出现高血压该怎么处理？

在刚开始口服靶向药物时，建议记录每日清晨和睡前血压变化情况，养成监测血压的习惯。出现一过性高血压时不需要长期应用降压药物治疗，应多次连续监测血压，明确诊断后再行干预。

如果既往有高血压病史，在治疗前应将血压控制在正常范围，治疗中应更严密地监测血压。

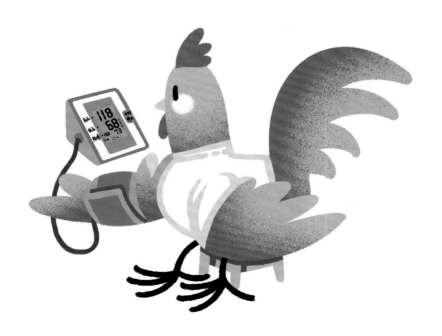

根据个人不同情况设定血压控制目标：

年龄小于 60 岁的一般人群血压控制目标为 140/90 mmHg 以下。

60 岁及以上人群血压控制目标可在 150/90 mmHg 以下。

合并糖尿病或慢性肾脏疾病的患者建议血压控制在 130/80 mmHg 以下。

若血压持续高于目标值或出现相关症状时，需联系医生进行诊治，并提供记录的动态血压数据和服药情况，以便于医生进行治疗。

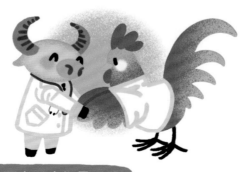

其他常见不良反应

为什么会出现
肢体麻木的感觉？

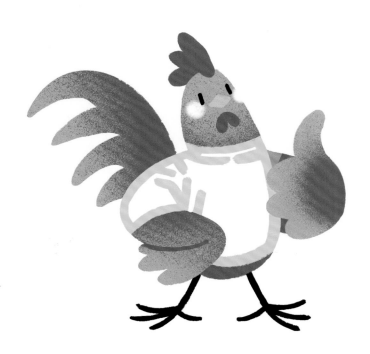

周围神经病变是由于周围神经导致的疼痛、麻木、无力等症状，会对患者的生活质量造成不同程度的影响。

周围神经病变主要表现为感觉和运动异常，如出现四肢无力、麻木、刺痛、烧灼感、戴袜套或手套样异常感等症状，可能持续数月甚至数年。

症状的严重程度通常与化疗药物种类、剂量、化疗方案、治疗时间等因素相关。

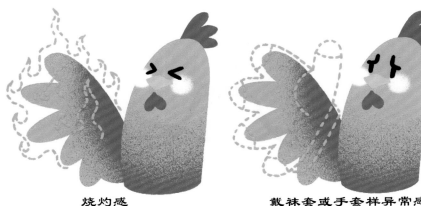

烧灼感　　　　　　　戴袜套或手套样异常感

由于缺乏有效治疗周围神经病变的方法，因此可通过以下日常行为预防意外发生，以减轻神经病变引起的继发性损伤。

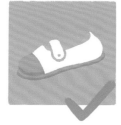
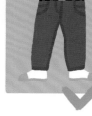
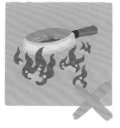
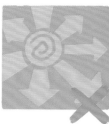

选择平底鞋　　穿合适的裤子　　预防烫伤　　防止晒伤

选择合适的鞋和裤子。鞋，外出和居室内均选择包住足趾和足跟的平底鞋，尽量避免穿高跟鞋、松糕鞋或拖鞋外出；裤子，长短、肥瘦适中，腰带松紧适度，防止过长、脱落所致绊倒。

预防烫伤和晒伤。尽量减少接触热源（如开水、热锅、明火等），如使用热水可以让家属协助，无人协助时先倒入凉水，再兑入热水；夏季中午炎热时避免长时间在户外活动，防止晒伤。

如何应对周围神经病变？

预防冻伤。冬季注意保暖，洗漱尽量使用温水，外出时戴手套、穿厚袜子，禁止长时间触摸冷冻物品，处于寒冷地区应避免直接接触铁质物品。

防锐器伤。尽量避免使用剪刀、水果刀等锐器，必须使用时可以让家属帮助。

饮食。选择易消化且富有营养的软食，补充维生素 B 含量高的食物，如小麦胚芽粉、大麦、青稞、小米等杂粮，大豆等豆类，白菜和坚果等。

环境预防。提供足够的灯光；将物品放置于患者易取处；保持房间地面清洁干燥；清除室内、床旁和通道障碍。

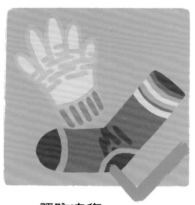

预防冻伤

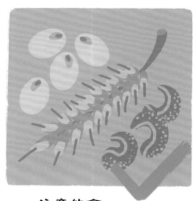

注意饮食

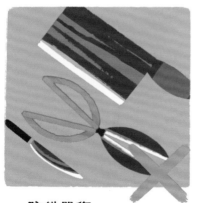

防锐器伤

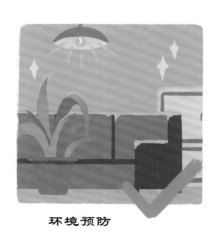

环境预防

什么情况下需要咨询医生？

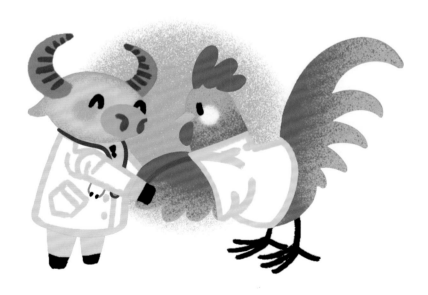

〰 在接受治疗时

〰 有任何手足麻木、刺痛症状、

及时向医生报告

其他常见不良反应

什么是免疫治疗相关性肺炎？

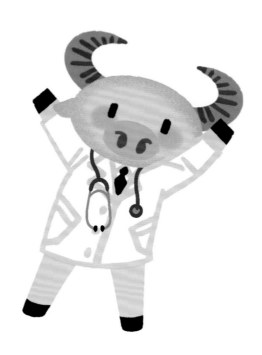

什么是免疫治疗相关性肺炎？

免疫治疗因为疗效显著，在肿瘤治疗中备受青睐，与此同时，免疫治疗也可能引起免疫相关不良反应，免疫治疗相关性肺炎就是其中之一。

免疫治疗相关性肺炎常见以咳嗽起病，可能伴有渐进加重的呼吸困难和发热，也有少数患者无临床症状，但会出现肺部影像学改变。

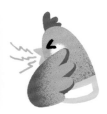 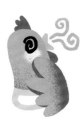 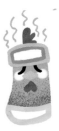 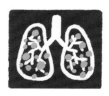

| 咳　嗽 | 呼吸困难 | 发　热 | X线片有病变 |

与其他不良反应相比，免疫治疗相关性肺炎发生率明显较低，但由于其病情发展迅速，及时停药后，病死率仍较高。因此，早期发现、识别及提前采取相关的预防措施是至关重要的。

免疫相关不良反应是一种延迟性反应，持续时间较长，可能在用药后的数周至数月出现症状，即使在用药结束后也须持续观察病情变化，及时发现并解决问题。

治疗期间出现任何新发的呼吸系统症状都应谨慎，尤其是高龄、吸烟和既往有肺部放疗史的高危人群。

注意避免吸烟，积极防范呼吸道感染，保持充足休息。

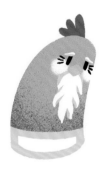
高龄

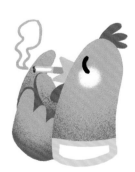
吸烟

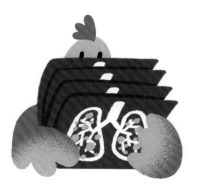
既往有肺部放疗史

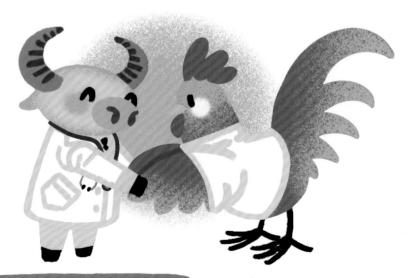

如果突发咳嗽加重、呼吸困难等症状应

去医院复诊

了解肺部变化，进行影像学检查及其他

辅助检查

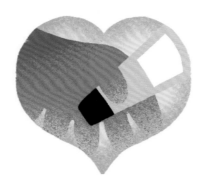

衷心祝福您早日康复！

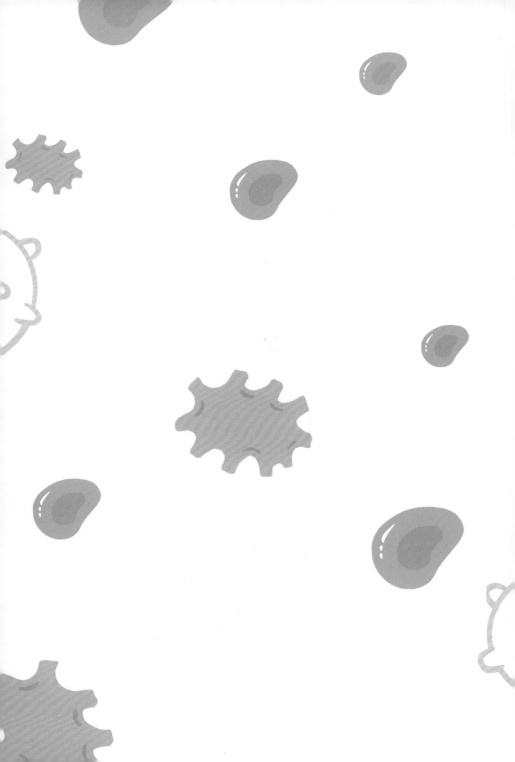